实验报告撰写、批阅说明

一、学生须知

（一）实验报告内容包括实验目的、材料与方法、实验结果、综合分析与讨论、实验结论。

（二）学生书写实验报告时，需填写版面中的空栏和划线空白处。综合分析与讨论后填写对该次实验内容完成情况的说明、实验结果的分析与解释、实验结论的主要依据。自行评估填写该次实际实验结果与预期实验结果比较的完成程度。

（三）学生应在认真仔细完成实验报告书写后将实验报告及时呈交实验管带教师评阅，马虎完成或延迟递交将会降低评阅成绩得分，不交实验报告该次实验报告成绩记0分。

（四）实验报告本后附复习思考题和医学机能学实验课程考核与评价（节选）。复习思考题可作为学生备考医学机能学实验理论考试时的复习资料；课程考核与评价供学生了解医学机能学实验考核方式和要求。

二、教师须知

（一）教师评阅学生的实验报告时，请使用红色笔，署批阅教师全名，注明批阅日期。

（二）教师评阅学生的实验报告时，按照10分制，参考评分标准如下：完整的实验报告起评分6分；根据实验结果、综合分析和自体评估、结论以及补充资料的合理性和完整性、观点的独立性等情况，酌情加分或扣分。批阅教师应指出学生实验报告的主要欠缺，纠正错误之处。

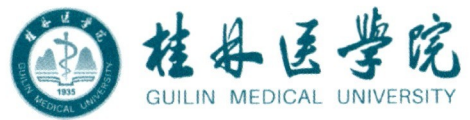

医学机能学
◇ 实验报告本 ◇

年级: _____ 专业: _____ 班级: _____

实验组次: _____ 实验班次: _____

学号: _____ 姓名: _____

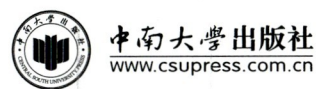

（三）实验报告评阅成绩是依据管带教师对该学生的课堂考勤和表现以及学生所写的该次实验报告完成情况的综合评分。

（四）评阅教师对学生出现以下情况时应降低其评分等级，并计入平时成绩。

1. 迟到、早退、未完成课堂内安排的任务等情况时。

2. 学生无故缺课、无实验报告、抄袭他人实验报告，当次实验报告成绩记0分。

3. 有请假批准的学生，递交的实验报告可给予最多6分，但只能容许3次以内。

4. 当次实验报告如未及时递交，应酌情予以扣分。

5. 实验报告如存在潦草、涂改过多、内容不完整、内容不真实等情况，应酌情予以扣分。

（五）抄袭他人实验报告者，当次实验报告成绩记0分。

（六）评阅教师应及时登记每次实验报告的成绩，并将学生的实验报告评分将被作为平时成绩记入该课程考核成绩。

目录 CONTENTS

实验一　刺激频率与骨骼肌收缩的关系、神经冲动传导速度的测定、局麻药的阻滞作用　/ 1

实验二　影响血液凝固的因素　/ 5

实验三　人体心电图的描记及人体动脉血压的测量　/ 9

实验四　呼吸运动的调节、人工气胸和胸腔积液及其救治　/ 13

实验五　小肠平滑肌的生理特性及药物的影响　/ 17

实验六　尿液生成的影响因素和药物的利尿作用　/ 21

实验七—八　科学实验设计的基本原理　/ 25

实验九　心血管活动的神经体液调节及药物对血压的影响　/ 30

实验十　家兔实验性失血性休克及其药物治疗　/ 34

实验十一　家兔实验性急性心力衰竭及其抢救　/ 38

实验十二　不同给药途径对药物作用的影响、戊巴比妥钠的抗惊厥作用　/ 42

实验十三　水杨酸钠血浆半衰期测定、药物协同作用　/ 46

实验十四　药物基本作用、pH对药物排泄的影响　/ 50

实验十五　哌替啶的镇痛作用、急性有机磷农药中毒及其解救　/ 54

医学机能学实验复习思考题　/ 57

桂林医学院医学机能学实验课程考核与评价　/ 60

桂林医学院医学机能学实验操作考核内容与评分标准　/ 61

实验一　刺激频率与骨骼肌收缩的关系、神经冲动传导速度的测定、局麻药的阻滞作用

时间	年　　月　　日	地点	
实验共同人员			
实验目的	①观察不同刺激频率对骨骼肌收缩的影响；②测定神经冲动传导的速度；③观察局麻药对神经冲动传导的阻滞作用		
材料	蟾蜍或蛙、蛙类手术器械、烧杯、滴管、锌铜弓、生物信号采集与处理系统、神经标本屏蔽盒。1%普鲁卡因溶液、任氏液等		
方法	参见：1.《医学机能学实验教程》，陈健、周寿红、祝宁侠主编，中南大学出版社，2024； 2.《医学机能实验学》第2版，龚永生主编，高等教育出版社，2022； 3.《药理学实验教程》，李勇文、赖文思主编，天津科学技术出版社，2022； 4.《生理学实验与习题》，辛敏、郭艳红、黄文君主编，天津科学技术出版社，2017		
实验结果			

实验结果

分析与讨论

分析与讨论

结论	

批阅教师评分：　　　　　　批阅教师签名：　　　　　　　　年　月　日

实验二　　影响血液凝固的因素

时间	年　　月　　日	地点	
实验共同人员			
实验目的	观察血液凝固现象及影响血液凝固的因素		
材料	家兔(　　kg)、动物手术器械、动脉插管、试管、试管架、烧杯2个、竹签、恒温水浴箱、冰块、棉花。20%氨基甲酸乙酯、石蜡油、肝素、草酸钾、0.025 mol/L $CaCl_2$ 溶液、肺组织悬液、富血小板血浆、少血小板血浆、0.9%NaCl溶液等		
方法	参见：1.《医学机能学实验教程》，陈健、周寿红、祝宁侠主编，中南大学出版社，2024； 2.《医学机能实验学》第2版，龚永生主编，高等教育出版社，2022； 3.《药理学实验教程》，李勇文、赖文思主编，天津科学技术出版社，2022； 4.《生理学实验与习题》，辛敏、郭艳红、黄文君主编，天津科学技术出版社，2017		
实验结果			

表 2-1　影响血液凝固的理化因素结果记录

实验条件	取血结束时间	凝血时间	凝血所需时间
对照管			
加棉花少许			
用石蜡油润滑试管内表面			
保温于37℃水浴槽中			
放置于冰浴槽中			
加肝素8 U/mL			
加草酸钾溶液1~2 mg			

实验结果

表 2-2 血小板对血液凝固的影响及内源性和外源性凝血观察结果记录

试管编号	组别	处理因素	凝血时间
1	对照组		
2	粗糙面组	棉花少许	
3	光滑面组	石蜡油润滑涂试管内壁	
4	高温组	37℃水浴	
5	低温组	冰水浴	
6	肝素组	加肝素 8U(0.1 mL)	
7	草酸钾组	加草酸钾 2 mg	

表 2-2 血小板对血液凝固的影响及内源性和外源性凝血途径观察结果记录

实验条件	第1管	第2管	第3管
富血小板血浆	0.2 mL		
少血小板血浆		0.2 mL	0.2 mL
生理盐水	0.2 mL	0.2 mL	
肺组织悬液			0.2 mL
$CaCl_2$ 溶液	0.2 mL	0.2 mL	0.2 mL
血浆凝固时间/s			

表 2-3 纤维蛋白在血液凝固中的作用观察结果记录

实验条件	杯内血液能否流动
静置	
搅拌	

分析与讨论

分析与讨论

结论	

批阅教师评分：　　　　　　　批阅教师签名：　　　　　　　年　　月　　日

实验三　人体心电图的描记及人体动脉血压的测量

时间	年　月　日	地点	
实验共同人员			
实验目的	①掌握人体心电图的描记方法；②了解心电图各波的意义；③掌握动脉血压的测量方法和原理		
材料	心电图仪、检查床、棉签、水银血压计、听诊器、酒精等		
方法	参见：1.《医学机能学实验教程》，陈健、周寿红、祝宁侠主编，中南大学出版社，2024； 2.《医学机能实验学》第2版，龚永生主编，高等教育出版社，2022； 3.《药理学实验教程》，李勇文、赖文思主编，天津科学技术出版社，2022； 4.《生理学实验与习题》，辛敏、郭艳红、黄文君主编，天津科学技术出版社，2017		
实验结果			

1. 动脉血压：记录每位组员的动脉血压并判断是否正常

表 3-1　组员动脉血压结果记录

学号	姓名	年龄/岁	记录测量的动脉血压值	是否正常

2. 心电图
(1) 粘贴心电图的结果(Ⅱ导联的连续6个心电周期和 aVR 导联的2个心电周期)。
(2) 在Ⅱ导联上标记出心电图的各波段(只需标一次)。

实验结果

(3)计算心率(写出计算公式、计算过程、结果取整)

(4)判断是否为窦性心律。
①Ⅱ导联:P 波_____(直立/倒置);aVR 导联:P 波_____(直立/倒置)。
②P-R 间期:_____s,_____0.12s(>,=或<)。
结论:_____
(5)判断心率是否规则整齐。
在Ⅱ导联中,最大 P-P 间隔时间是_____s,最小 P-P 间隔的时间是_____s,两者的差值是_____s,_____0.12s(>,=或<)。
结论:_____

分析与讨论

分析与讨论

结论	

批阅教师评分：　　　　　　　批阅教师签名：　　　　　　　年　　月　　日

实验四　呼吸运动的调节、人工气胸和胸腔积液及其救治

时间	年　　月　　日	地点	
实验共同人员			
实验目的	①观察各种理化因素（PCO_2、PO_2 和[H^+]）对呼吸频率、节律和幅度的影响；②掌握胸膜腔内压的记录方法和正常值，观察呼吸运动对胸膜腔内压的影响		
材料	家兔(　　　kg)、动物手术器械、气管插管、注射器（1 mL、2 mL、20 mL、50 mL）、呼吸传感器、长橡胶管、铁架台、胸腔穿刺针、水检压计、三通管、生物信息采集与处理系统。20%氨基甲酸乙酯、二氧化碳、氮气、3%乳酸、生理盐水等		
方法	参见：1.《医学机能学实验教程》，陈健、周寿红、祝宁侠主编，中南大学出版社，2024； 2.《医学机能实验学》第 2 版，龚永生主编，高等教育出版社，2022； 3.《药理学实验教程》，李勇文、赖文思主编，天津科学技术出版社，2022； 4.《生理学实验与习题》，辛敏、郭艳红、黄文君主编，天津科学技术出版社，2017		
实验结果			

表 4-1　增大无效腔、吸入 CO_2、氮气、静脉注射乳酸和切断双侧迷走神经对家兔呼吸运动的影响结果记录

处理因素	加处理因素前		加处理因素后	
	呼吸频率	呼吸幅度	呼吸频率	呼吸幅度
增大无效腔				
吸入 CO_2				
吸入氮气				
静脉注射 3%乳酸				
切断双侧迷走神经				

实验结果
胸膜腔内压： 平静呼吸时：　吸气末＿＿＿＿＿cmH$_2$O；呼气末＿＿＿＿＿cmH$_2$O。 闭合性气胸时：　吸气末＿＿＿＿＿cmH$_2$O；呼气末＿＿＿＿＿cmH$_2$O。 闭合性气胸救治：吸气末＿＿＿＿＿cmH$_2$O；呼气末＿＿＿＿＿cmH$_2$O。 张力性气胸时：　吸气末＿＿＿＿＿cmH$_2$O；呼气末＿＿＿＿＿cmH$_2$O。 张力性气胸救治：吸气末＿＿＿＿＿cmH$_2$O；呼气末＿＿＿＿＿cmH$_2$O。 胸腔积液：注射生理盐水＿＿＿＿＿mL；救治抽出生理盐水＿＿＿＿＿mL。

分析与讨论

分析与讨论

结论	

批阅教师评分：　　　　　　批阅教师签名：　　　　　　　年　月　日

实验五　小肠平滑肌的生理特性及药物的影响

时间	年　　月　　日　　　地点		
实验共同人员			
实验目的	①学习离体小肠平滑肌收缩的记录方法；②观察消化道平滑肌的一般生理特性及理化因素和药物对平滑肌收缩的影响		
材料	家兔(　　kg)、平滑肌浴槽、手术器械、生物信息采集与处理系统、张力换能器、铁架台、烧杯、培养皿。台氏液、0.01%肾上腺素、0.01%乙酰胆碱、0.1%匹罗卡品溶液、0.05%阿托品、1 mol/L氢氧化钠、1.5%乳酸溶液、1%氯化钙、1%酚妥拉明等		
方法	参见：1.《医学机能学实验教程》，陈健、周寿红、祝宁侠主编，中南大学出版社，2024； 2.《医学机能实验学》第2版，龚永生主编，高等教育出版社，2022； 3.《药理学实验教程》，李勇文、赖文思主编，天津科学技术出版社，2022； 4.《生理学实验与习题》，辛敏、郭艳红、黄文君主编，天津科学技术出版社，2017		
实验结果			

表5-1　不同处理因素对离体家兔小肠平滑肌收缩节律、幅度和波形的影响

处理因素	小肠平滑肌收缩特性		
	频率(对照/实验)	幅度(对照/实验)	节律和波形的变化
38℃台氏液(对照)			
匹罗卡品(0.1%)2~3滴			
肾上腺素(0.01%)1~2滴			
酚妥拉明(1%)3~4滴，1 min后，加肾上腺素(0.01%)1~2滴			
氯化钙(1%)3~5滴			
乙酰胆碱(0.01%)1~2滴			
阿托品(0.1%)1~2滴			
阿托品(0.1%)1滴，1 min后，加乙酰胆碱(0.01%)2滴			
乳酸(1.5%)4~5滴			
氢氧化钠(1 mol/L)3~4滴			

实验结果

分析与讨论

分析与讨论

结论	

批阅教师评分： 　　　　批阅教师签名： 　　　　　　　年　　月　　日

实验六　尿液生成的影响因素和药物的利尿作用

时间	年　　月　　日	地点	
实验共同人员			
实验目的	①熟练家兔急性实验手术操作；②熟练家兔膀胱插管导尿的方法；③分析各种体液因素对尿生成的影响机制；④解释某些利尿药物的药理学机制		
材料	家兔(　　　kg)、兔固定盒、兔手术台、婴儿秤、动物手术器械1套、动脉插管、气管插管、导尿管、注射器(1 mL、2 mL、20 mL、50 mL)、输液装置、丝线、动脉夹、纱布、水浴锅。20%乌拉坦、生理盐水、20%葡萄糖、0.01%去甲肾上腺素、呋塞米等		
方法	参见：1.《医学机能学实验教程》，陈健、周寿红、祝宁侠主编，中南大学出版社，2024； 2.《医学机能实验学》第2版，龚永生主编，高等教育出版社，2022； 3.《药理学实验教程》，李勇文、赖文思主编，天津科学技术出版社，2022； 4.《生理学实验与习题》，辛敏、郭艳红、黄文君主编，天津科学技术出版社，2017		

实验结果

表 7-1　不同处理因素对家兔尿量的影响

处理因素	尿量(滴/5 min)
实验开始前	
37℃生理盐水(20 mL)	
第一次尿糖定性	
20%葡萄糖溶液(5 mL)	
5. 第二次尿糖定性	
0.01%去甲肾上腺素(0.5 mL)	
呋塞米[5 mg/kg(体重)]	
快速放血(家兔总血量的30%左右)	
快速静脉输液(回输原血)	

实验结果

分析与讨论

分析与讨论

结论	

批阅教师评分：　　　　　　批阅教师签名：　　　　　　年　　月　　日

实验七—八 科学实验设计的基本原理

时间	年　月　日	地点	
实验共同人员			
实验目的	①理解动物科学实验设计的基础知识和要求；②动物模型复制的基本原则和注意事项；③讨论并区别科学实验常用的医学统计方法；④理解参考文献的获取途径并应用；⑤养成自主学习习惯，增强问题意识和探索精神		
材料			
方法	参见：1.《医学机能学实验教程》，陈健、周寿红、祝宁侠主编，中南大学出版社，2024； 2.《医学机能实验学》第2版，龚永生主编，高等教育出版社，2022； 3.《药理学实验教程》，李勇文、赖文思主编，天津科学技术出版社，2022； 4.《生理学实验与习题》，辛敏、郭艳红、黄文君主编，天津科学技术出版社，2017		
项目背景与立项依据			

项目背景与立项依据

研究目标

研究内容

研究方案

拟解决的关键科学问题
该项目的创新性
预期的研究结果
主要参考文献（限 30 篇内）

主要参考文献(限30篇内)
项目拟得出的结论	

批阅教师评分：　　　　　　批阅教师签名：　　　　　　　年　　月　　日

实验九　心血管活动的神经体液调节及药物对血压的影响

时间	年　月　日	地点	
实验共同人员			
实验目的	①掌握动脉血压的直接测量方法；②观察神经体液因素及药物对血压的影响		
材料	家兔(　　kg)、动物手术器械、动脉插管、压力换能器、三通管、生物信息采集与处理系统、压力换能器、铁架台、保护电极、手术台、注射器(1 mL、2 mL、20 mL、50 mL)、肝素生理盐水。20%氨基甲酸乙酯、生理盐水、0.01%乙酰胆碱、0.01%去甲肾上腺素、肾上腺素、0.5%阿托品、0.01%异丙甲肾上腺素、0.5%酚妥拉明等		
方法	参见：1.《医学机能学实验教程》，陈健、周寿红、祝宁侠主编，中南大学出版社，2024； 2.《医学机能实验学》第2版，龚永生主编，高等教育出版社，2022； 3.《药理学实验教程》，李勇文、赖文思主编，天津科学技术出版社，2022； 4.《生理学实验与习题》，辛敏、郭艳红、黄文君主编，天津科学技术出版社，2017		
实验结果			

实验结果

分析与讨论

实验九　心血管活动的神经体液调节及药物对血压的影响

分析与讨论

结论	

批阅教师评分：　　　　　批阅教师签名：　　　　　　　　　　年　　月　　日

实验十　家兔实验性失血性休克及其药物治疗

时间	年　月　日	地点	
实验共同人员			
实验目的	①学会失血性休克家兔模型的复制；②观察失血性休克过程中，家兔微循环和功能代谢的改变；③讨论失血性休克微循环改变的发生机制；④观察失血性休克过程中，给予治疗药物（生理盐水+去甲肾上腺素与生理盐水+酚妥拉明）后家兔微循环和功能代谢的改变；⑤讨论失血性休克的治疗原则；⑥发挥团队协作精神，提高动物实验中失血性休克临床表现、救治等相关问题的综合分析问题能力		
材料	家兔（　　kg）、兔固定盒、兔手术台、婴儿秤、动物手术器械1套、动脉插管、静脉插管、气管插管、注射器（1 mL、2 mL、20 mL、50 mL）、输液装置、丝线、动脉夹、纱布、水浴锅、微循环观测仪、生物信号采集与处理系统。生理盐水、20%乌拉坦、肝素生理盐水、0.01%去甲肾上腺素、0.5%酚妥拉明等		
方法	参见：1.《医学机能学实验教程》，陈健、周寿红、祝宁侠主编，中南大学出版社，2024； 2.《医学机能实验学》第2版，龚永生主编，高等教育出版社，2022； 3.《药理学实验教程》，李勇文、赖文思主编，天津科学技术出版社，2022； 4.《生理学实验与习题》，辛敏、郭艳红、黄文君主编，天津科学技术出版社，2017		

实验结果

表8-1　家兔血压、呼吸和肠系膜微循环观察结果

时间节点	视野下微血管数量	微循环孔径变化	微循环血流变化	血压/mmHg	放血量/mL	输液量/mL
初始状态						
放血						
去甲肾上腺素						
酚妥拉明						

分析与讨论

分析与讨论

分析与讨论

结论	

批阅教师评分：　　　　　批阅教师签名：　　　　　　　　　年　　月　　日

实验十一　家兔实验性急性心力衰竭及其抢救

时间	年　　月　　日	地点	
实验共同人员			
实验目的	①理解家兔右心衰竭动物模型复制原理；②观察家兔右心衰竭的生命体征变化及形态学改变；③讨论家兔心力衰竭时药物干预的机制和对机体影响；④养成自主学习习惯，增强问题意识和探索精神		
材料	家兔(　　kg)、兔手术台、电子秤、生物信号采集与处理系统、压力换能器2套、张力换能器1套、哺乳类动物实验手术器械1套、静脉输液装置1套、注射器(1 mL、5 mL、10 mL、50 mL)、三通管、丝线、纱布、棉球、动脉插管、静脉插管。20%氨基甲酸乙酯(乌拉坦)溶液、1%普鲁卡因、1%肝素生理盐水溶液、石蜡油、生理盐水、呋塞米(10 mg/mL)、毒毛花苷K注射液(0.25 mg/mL)、硝普钠(100 mg/mL)等		
方法	参见：1.《医学机能学实验教程》，陈健、周寿红、祝宁侠主编中南大学出版社，2024； 2.《医学机能实验学》第2版，龚永生主编，高等教育出版社，2022； 3.《药理学实验教程》，李勇文、赖文思主编，天津科学技术出版社，2022； 4.《生理学实验与习题》，辛敏、郭艳红、黄文君主编，天津科学技术出版社，2017		
实验结果			

表9-1　急性右心衰竭实验结果

处理因素	中心静脉压/ cmH_2O	血压/ mmHg	呼吸/ (次·min^{-1})	胸廓起伏	皮肤口唇
实验前对照					
石蜡					
石蜡后5 min					
生理盐水					
呋塞米					
西地兰					
硝普钠					

分析与讨论

分析与讨论

分析与讨论

结论	

批阅教师评分：　　　　　　批阅教师签名：　　　　　　　　年　　月　　日

实验十二　不同给药途径对药物作用的影响、戊巴比妥钠的抗惊厥作用

时间	年　月　日	地点	
实验共同人员			
实验目的	①记忆药物抗惊厥作用的实验方法；②理解并记忆动物惊厥的表现及其解救措施；③了解不同给药方式导致不同作用的原因			
材料	小白鼠(18~25 g)、小鼠笼或小鼠罩、天平、棉签、1 mL注射器、小鼠灌胃针头。10%硫酸镁溶液、0.5%戊巴比妥钠溶液、3%苦味酸溶液、0.25%戊巴比妥钠溶液、2.5%尼可刹米溶液、生理盐水			
方法	参见：1.《医学机能学实验教程》，陈健、周寿红、祝宁侠主编，中南大学出版社，2024； 2.《医学机能实验学》第2版，龚永生主编，高等教育出版社，2022； 3.《药理学实验教程》，李勇文、赖文思主编，天津科学技术出版社，2022； 4.《生理学实验与习题》，辛敏、郭艳红、黄文君主编，天津科学技术出版社，2017			
实验结果				

表 15-1　不同给药途径对硫酸镁作用的影响

鼠号	体重/g	药量/mL	给药途径	给药前		给药后	
				肌张力	大小便	肌张力	大小便
甲							
乙							

表 15-2　戊巴比妥钠的抗惊厥作用的结果

鼠号	药物	症状(有无惊厥)	有无死亡
甲	戊巴比妥纳+尼可刹米		
乙	生理盐水+尼可刹米		

分析与讨论

分析与讨论

实验十二　不同给药途径对药物作用的影响、戊巴比妥钠的抗惊厥作用

分析与讨论

结论	

批阅教师评分：　　　　　批阅教师签名：　　　　　　　　　　年　　月　　日

实验十三　水杨酸钠血浆半衰期测定、药物协同作用

时间	年　　月　　日	地点	
实验共同人员			
实验目的	①陈述药物血浆半衰期的测定方法；②描述家兔的取血方法；③陈述并练习计算药物血浆半衰期的方法；④描述分光光度计的使用方法；⑤陈述药物协同作用实验的方法；⑥分析药物协同作用的表现		
材料	家兔(　　kg)、小白鼠、试管、试管架、天平、小鼠笼或小鼠罩、滴管、离心机、722分光光度计、标准曲线图、天平、注射器(1 mL、2 mL、5 mL)、烧杯(50 mL)、计时器、移液枪。5%水杨酸钠、7.5%三氯乙酸溶液、10%三氯化铁溶液、0.03%氯丙嗪、0.35%戊巴比妥钠		
方法	参见：1.《医学机能学实验教程》，陈健、周寿红、祝宁侠主编，中南大学出版社，2024； 2.《医学机能实验学》第2版，龚永生主编，高等教育出版社，2022； 3.《药理学实验教程》，李勇文、赖文思主编，天津科学技术出版社，2022； 4.《生理学实验与习题》，辛敏、郭艳红、黄文君主编，天津科学技术出版社，2017		
实验结果			

表12-1　不同时间点家兔血浆水杨酸钠的浓度

项目	给药前	给药后10 min	给药后40 min
光密度值(D)			
对数值($\lg D$)			

计算水杨酸钠的半衰期：

表12-2　氯丙嗪与戊巴比妥钠的协同作用

实验分组	入睡时间/min	睡眠持续时间/min
甲鼠(氯丙嗪+戊巴比妥钠)		
乙鼠(戊巴比妥钠)		
丙鼠(氯丙嗪)		

分析与讨论

分析与讨论

分析与讨论

结论	

批阅教师评分：　　　　　　批阅教师签名：　　　　　　　　年　　月　　日

实验十四　药物基本作用、pH 对药物排泄的影响

时间	年　月　日	地点	
实验共同人员			
实验目的	①观察药物作用的表现形式：兴奋作用、抑制作用、局部作用和全身作用（吸收作用）；②分析普鲁卡因引起不同作用的原因（机制）；③陈述改变动物尿液 pH 影响药物（水杨酸钠）排泄的药理学依据；④描述 pH 对药物排泄影响的实验方法；⑤阐述判断水杨酸钠含量的基本原理		
材料	家兔(　　kg)、大鼠、家兔固定盒、药棉、代谢笼、烧杯、量筒、注射器(1 mL、2 mL、5 mL)、大鼠灌胃针、pH 试纸。5%盐酸普鲁卡因溶液、2%戊巴比妥钠溶液、2%水杨酸钠溶液、5%氯化铵溶液、5%碳酸氢钠溶液、蒸馏水、1%呋塞米溶液、5%氯化铁溶液		
方法	参见：1.《医学机能学实验教程》，陈健、周寿红、祝宁侠主编，中南大学出版社，2024； 2.《医学机能实验学》第 2 版，龚永生主编，高等教育出版社，2022； 3.《药理学实验教程》，李勇文、赖文思主编，天津科学技术出版社，2022； 4.《生理学实验与习题》，辛敏、郭艳红、黄文君主编，天津科学技术出版社，2017		
实验结果			

表 13-1　给药后家兔症状记录表

观察指标	给药前	普鲁卡因溶液		戊巴比妥钠溶液注射后
		坐骨神经注射后	肌内注射后	
活动情况				
痛觉反应				
肌肉张力				

表 13-2　pH 对药物排泄的影响

药物	尿量(mL)	pH	颜色(深浅)	水杨酸钠排泄量(估计量)
氯化铵溶液+水杨酸钠溶液				
碳酸氢钠溶液+水杨酸钠溶液				
蒸馏水+水杨酸钠溶液				

分析与讨论

分析与讨论

分析与讨论

结论	
批阅教师评分： 批阅教师签名： 年 月 日	

实验十五　哌替啶的镇痛作用、急性有机磷农药中毒及其解救

时间	年　月　日　　地点	
实验共同人员		
实验目的	①描述药物镇痛实验的方法；②阐明药物镇痛实验的原理；③陈述热板仪的操作；④观察动物热痛反应的指标；⑤观察家兔有机磷中毒的表现；⑥阐述有机磷中毒的解救措施和效果	
材料	家兔（　　　kg）、小白鼠、兔固定盒、注射器、瞳孔尺、小鼠笼或小鼠罩、注射器（1 mL、2 mL、5 mL、10 mL）、5号针头、电子秤、热板仪、秒表。2.5%敌百虫、0.05%阿托品、2.5%解磷定、0.5%哌替啶、生理盐水	
方法	参见：1.《医学机能学实验教程》，陈健、周寿红、祝宁侠主编，中南大学出版社，2024； 2.《医学机能实验学》第2版，龚永生主编，高等教育出版社，2022； 3.《药理学实验教程》，李勇文、赖文思主编，天津科学技术出版社，2022； 4.《生理学实验与习题》，辛敏、郭艳红、黄文君主编，天津科学技术出版社，2017	
实验结果		

表14-1　哌替啶对小白鼠痛阈值的影响

药物	动物数	平均痛阈值(痛反应时间/s)				痛阈提高率/%		
		用药前	用药后					
			15 min	30 min	60 min	15 min	30 min	60 min
哌替啶								
生理盐水								

表 14-2　有机磷酸酯类中毒与解救的实验结果

动物	体重/kg	用药情况	活动情况	瞳孔/mm	唾液	呼吸	大小便	肌张力	肌震颤	最后结果
1#兔		用药前								
		敌百虫								
		阿托品								
		解磷定								
2#兔		用药前								
		敌百虫								
		解磷定								
		阿托品								

分析与讨论

分析与讨论

结论	

批阅教师评分：　　　　　　　批阅教师签名：　　　　　　　　年　　月　　日

医学机能学实验复习思考题

1. 医学机能学实验的课程性质是什么？教学目的与要求是什么？对实验报告和实验室守则有什么要求？

2. 医学机能学实验常用的实验动物有哪些？它们的生物学性状有什么特点？分别适于什么研究？

3. 实验动物保护的原则是什么？实验动物伦理学要求是什么？如何正确理解实验动物的使用与保护间的关系？

4. 医学机能学实验常用的手术器械及其正确的使用方法是什么？哺乳类与两栖类动物手术器械分别有哪些？

5. 医学机能学实验常用的仪器及其主要用途是什么？生物信号采集与处理系统的工作原理及其使用方法有哪些？

6. 医学机能学实验常用的生理溶液有哪些？主要成分是什么？主要用途是什么？

7. 医学机能学实验常用实验动物的正确捉拿方法有哪些？捉拿实验动物时应注意什么事项？

8. 如何给实验动物编号？如何对实验动物给药？各种给药方法分别有什么特点？

9. 如何对实验动物实施麻醉？常用的麻醉药有哪些？如何判断麻醉效果？如何避免麻醉意外？

10. 家兔和犬的常用手术方法有哪些？各种手术方法分别具有怎样的操作规范？

11. 蟾蜍和蛙的常用手术方法有哪些？具有怎样的操作规范？

12. 如何测量并记录动物的血压、呼吸、尿量、心肌和平滑肌的收缩？如何测量并记录家兔的心电活动？

13. 大、小鼠学习记忆的测量方法有哪些？两栖类动物心功能神经功能的测量方法有哪些？

14. 医学机能学实验设计的基本原则有哪些？如何正确理解实验设计中的三要素？在设计中如何实现？

15. 如何撰写医学机能学实验研究论文？论文的格式规范包括哪些？

16. 血压形成的生理机制是什么？哺乳类动物血压的调节机制是什么？药物可通过什么机制影响血压？

17. 如何复制急性失血性休克动物模型？在休克的早期、中期和晚期微循环分别有什么样的特点？救治原则是什么？

18. 如何复制急性心力衰竭动物模型？左心衰竭和右心衰竭分别有什么病因和诱因？如何救治心力衰竭？

19. 在家兔呼吸运动调节实验中，各种实验因素使家兔呼吸运动变化的调节机制分别是什么？

20. 缺氧的主要类型有哪些？低张性缺氧和血液性缺氧时机体主要有什么变化特点？低张性缺氧的血气特征是什么？

21. 温度、酸碱度、拟胆碱能药和肾上腺素能药如何影响小肠平滑肌的收缩特性？作用机制如何？

22. 肝、肾功能状态如何影响血药浓度？是否影响药物的体内再分布？如何检测评估药物代谢的影响因素？

23. 肝性脑病的发生机制是什么？结扎肝脏和注射氯化铵在复制肝性脑病动物模型中的作用有哪些？如何救治肝性脑病？

24. 尿液生成的生理机制及其主要影响因素有哪些？高渗葡萄糖溶液、抗利尿激素和呋塞米如何影响尿生成？

25. 肾功能不全的主要原因是什么？病理生理变化有哪些？给家兔肌内注射氯化汞引起的急性肾功能不全的机制是什么？

26. 夹闭家兔颈总动脉、刺激迷走神经、刺激减压神经引起家兔动脉血压变化的生理机制是什么？

27. 从家兔耳缘静脉分别注射去甲肾上腺素和乙酰胆碱，血压会如何变化？减压神经放电有什么变化？

28. 拟胆碱能药、抗胆碱能药和拟肾上腺素能药对家兔瞳孔大小调节的作用机制是什么？对光反射会有什么变化？

29. 有机磷酸酯类中毒时的主要症状体征有哪些？如何解释机体的这些变化？解救的原则和主要药物是什么？

30. 如何评估药物的镇痛效果？喷他佐辛和阿司匹林的镇痛机制分别是什么？两者是否具有可比性？

31. 戊四氮为什么可引起小鼠的惊厥？戊巴比妥钠和地西泮对抗惊厥的机制有何异同？如何合理应用？

32. 小鼠的自主活动有哪些？是否与觅食行为有关？哪些因素可影响小鼠的自主活动？

33. 糖皮质激素的主要药理作用是什么？其抗炎机制是什么？其基因组效应与非基因组效应分别有哪些？

34. 针对人体和动物的给药途径分别有哪些？不同给药途径对药物效应的强度和性质会产生哪些影响？

35. 如何解释不同的给药途径和药物剂型对药物效应产生的影响？两者间具有怎样的关系？

36. 本课程为什么选择水杨酸类药物测定家兔的血药浓度半衰期？其药物代谢动力学特点是什么？

37. 采用比色法测定水杨酸钠的原理和方法是什么？由不同时间点的血药浓度测定值计算 $t_{1/2}$ 的原理和方法是什么？

38. 风湿性心脏病的病因与发病机制是什么？主要有哪些症状体征？如何诊断？治疗原则是什么？

39. 生物医药科研选题的指导思想和基本原则是什么？科研项目计划书的基本内容和要点有哪些？

40. 设计性实验项目书中如何选题？如何选择实验材料？如何设计实验方法和实验观察指标？

桂林医学院医学机能学实验课程考核与评价

第一条　期评成绩

期评成绩由实验成绩(30%，含课堂测验、实验作业、实验完成情况综合评估等)、实验操作成绩(40%)和期考成绩(30%)组成。理论考试为闭卷考试。

累计缺席实验课课程总学时1/3及以上者，或平时考评成绩(以实验报告评分、考勤记录和实验完成情况综合评估)不及格者，其本课程总评成绩为不及格，须重修本课程。

第二条　操作考试

实验操作教师根据参加操作考试的每一个考生的实验操作情况给出评分。参加操作考试必须携带考试证或其他有效证件。

操作考试成绩按照10分制，主区分度1.0分，次区分度0.2分。

第三条　课程教学过程完成实验情况评分

实验带教教师根据学生的实验表现予以计分，计分须根据学生在实验课期间遵守课堂纪律、参与的主动积极性、动手能力、协作配合精神、实验操作规范性以及课堂回答问题等方面的情况综合予以评价。

平时实验操作情况评估结论按照"优+、优、良+、良、中+、中、一般+、一般、差、很差"记录，转换为分值"9.5~10分、9.0~9.5分、8.5~9.0分、8.0~8.5分、7.5~8.0分、7.0~7.5分、6.5~7.0分、6.0~6.5分、5.5~6.0分、3.0~5.5分"。无故缺席实验课，当次实验操作平时成绩按0分计。

第四条　实验报告情况评分

实验报告评分由实验带教教师根据学生实验报告的情况予以计分，计分须依据实验报告的真实性、完整性、正确性、工整性、创新性等方面的情况综合评估。

实验报告评分按照10分制，区分度0.5分。缺实验报告，按0分计。因故被批准的请假而缺席实验课，经实验课教师准许且提交了实验报告的，评分不超过6.0分。累计请假缺席实验课3次及以上者不予计分。

桂林医学院医学机能学实验操作考核内容与评分标准

操作考核项目内容

项目序号	考核项目内容	规定时间
考核项目1	家兔的捉拿、麻醉、固定、颈部手术、气管插管；描记正常呼吸运动曲线；剪辑结果（不打印）	50分钟
考核项目2	家兔左侧颈总动脉分离与插管、描记正常血压；注射去甲肾上腺素后记录血压；剪辑结果（两组曲线，不打印）	40分钟
考核项目3	家兔右侧中心静脉插管，确认插管正确，描记中心静脉压；剪辑结果（不打印）	40分钟
考核项目4	小鼠捉拿、腹腔注射、灌胃	20分钟

实验考核扣分细则及扣分记录

扣分项目	扣分标准/分	扣分/分
（1）差错致动物死亡	5.0	
（2）超时10分钟仍未完成	5.0	
（3）大出血、脉管离断、给药未成功、插管未成功	2.0~4.0	
（4）固定、切口、插管、结扎、注射、灌胃、剪辑等大差错	2.0~3.0	
（5）使用器械、实验材料和方法错误	1.0~2.5	
（6）超时，但在超时5分钟内完成	0.5~2.5	
（7）麻醉过浅、出血较多、固定不牢固	0.5~2.0	
（8）固定、切口、插管、结扎、注射、灌胃、剪辑等小差错	0.5~1.5	
（9）操作熟练程度差	0.1~1.5	
（10）其他情况扣分	0.1~5.0	
	扣分总计	

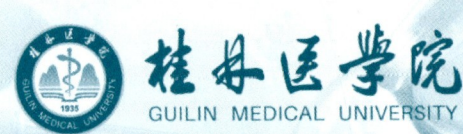